AF476532

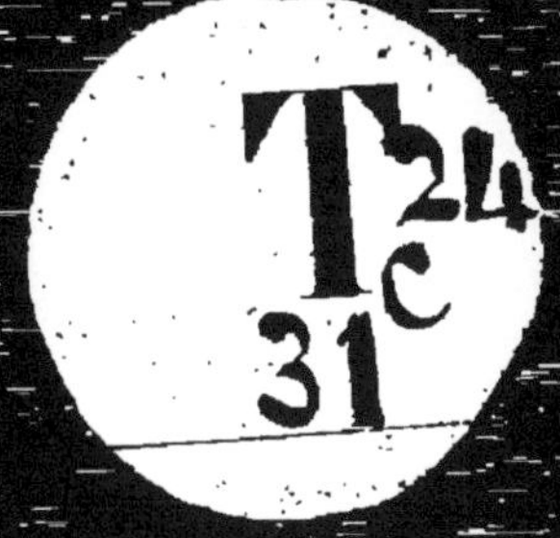
T 24
31 C

Tc.31. 24

TRAITÉ

SUR

LA NATURE CHIMIQUE, LES EFFETS HYGIÉNIQUES,
LA PRÉPARATION, LA TORRÉFACTION

ET

L'USAGE DU CAFÉ,

Par un duo-septuagénaire, A. L.

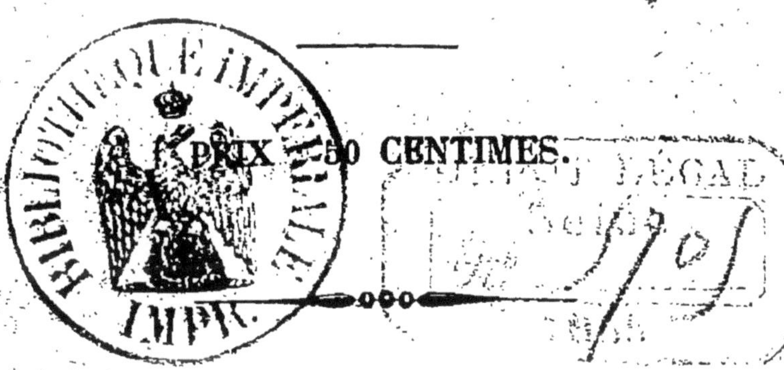

PRIX : 50 CENTIMES.

PARIS
LEDOYEN, LIBRAIRE
GALERIE D'ORLÉANS, 31, PALAIS-ROYAL.

1855

Tc 24 31.

TRAITÉ

SUR

LA NATURE CHIMIQUE, LES EFFETS HYGIÉNIQUES, LA PRÉPARATION, LA TORRÉFACTION

ET

L'USAGE DU CAFÉ.

PREMIÈRE PARTIE.

Le CAFÉ, en hébreu *afe*, en arabe *qahoue*, signifiant brûlé, torréfié, et arôme, odeur, est le grain à deux lobes d'un dicotylédon intertropical, formé sous un soleil brûlant qui associe puissamment, élabore et nous donne ce qui flatte le plus nos yeux, notre odorat, notre palais, dans les couleurs les plus vives comme dans les fruits les plus délicieux. Les chaudes Régions nourrissent aussi thé, chocolat, opium, tabac, robs, sorbets, liqueurs fortes, dont l'Orient fait un usage souvent immodéré qui énerve ses races, pendant que le Turc et l'Arabe n'usent guère que de deux excitants, le tabac, peu dangereux, et le café, qui ne l'est pas du tout, s'il est de bonne qualité et pris modérément.

CHAPITRE PREMIER.

Un naturaliste médecin, M. Olivier, envoyé par la République française en 1794, je crois, en Perse, raconte dans ses intéressants voyages ce qu'il a vu, observé, et il dit en toutes lettres :

« Les Arabes ne font guère de feu que pour rôtir et faire leur café, et cuire leur pain. Ces deux opérations se répètent tous les jours, parce que le pain de la veille est encore plus mauvais que lorsqu'il est frais, et que le café rôti, pilé et fait de suite, est beaucoup plus parfumé que lorsqu'il est conservé après avoir été rôti. Ils sont encore plus attentifs à ne piler leur café que lorsqu'ils veulent le faire, parce que, pilé ou moulu, il perd encore plus promptement son parfum. Ils préfèrent aussi avec raison le café pilé et réduit en poussière impalpable à celui qui est moulu. »

Que les Musulmans font une grande consommation de cette fève, surtout du moka, c'est ce que tout le monde sait. Mais on s'étonne qu'avec des herbes, des broussailles, de la fiente animale, sans autres instruments que des pierres chauffées et un pilon de bois, les Arabes puissent préparer un excellent café à leurs caravanes dans le désert.

Après avoir assis cette base de la pratique asiatique et des faits, abordons la théorie :

Chaque grain bilobé comme le café, le pois, la fève, etc., etc., a trois parties, ou deux, si l'on veut, à savoir, le plantule, ce petit embryon qui doit perpétuer la race, et ses deux mammelettes ou lobes qui lui fourniront un suc laiteux, oléagineux, jusqu'à ce qu'il puisse vivre par ses racines; c'est la loi générale dans le règne animal et végétal. Or, c'est cette alimentation délicate que nous prenons au plantule, victime de notre palais, triste et fatale condition de toute vie.

Cette graine a de l'eau de composition, des matières terreuses qui se voient dans le marc et les cendres; ce n'est pas cela que nous lui demandons; nous voulons le lait, l'huile destinée à son petit par la bonne Nature; c'est la caféine, alcaloïde faible, innocent, comme nous nommons en *ine* quinine, aspergine, etc., une substance *sui generis*.

Chimiquement parlant, la caféine est à peu près :

Matières terreuses ou charbon, marc.	74	
Eau de composition végétale	20	
Huile volatile ou caféine torréfiée. . .	6	au plus.
	100	

J'en donnerai une analyse exacte à la fin.

Mais vous n'aurez rien pour la volupté du palais et l'excitation nerveuse si vous ne torréfiez cette caféine ; il faut la préparer, la torréfier comme il vous sera bientôt conseillé.

Vous voyez, cher philocafe, que je vous fais grâce de beaucoup d'érudition historique, philologique, médico-pathologique, etc. Il y a deux classes d'auteurs, ceux qui pillent partout, étalent, délayent, renflent, empruntent la science et même la plume d'autrui ; ceux qui, par le temps qui court et fait tout courir sur son char électrique, ne montrent et ne disent que ce qui est nécessaire à leur sujet et à leur lecteur. Ce sont ces derniers qui travaillent pour l'humanité.

CHAPITRE DEUXIÈME.

EFFETS DU CAFÉ.

Les uns disent trop de bien, les autres trop de mal du café. Rien d'absolu dans ce monde, tout est relatif à l'âge, au tempérament, au climat, à la saison, à l'état de santé habituel ou du moment, aux dispositions physiques ou morales.

Donc, comme le café stimule les nerfs, et par eux l'âme et les passions, l'enfant aurait tort d'en user, surtout l'enfant nerveux, sanguin, passionnable, inflammable.

L'adolescent d'une vie exubérante, d'un sang riche, aspirant toutes les sensations, étiolera son corps et son intelligence, sera émoussé, vieux et fané à trente ans, s'il croit, par son usage immodéré, soutenir ou réparer sa santé épuisée par d'honnêtes travaux ou de coupables excès. Ma vieillesse verte encore, Dieu merci, l'expérience vous disent : Usez modérément et progressivement de tous les esprits, liqueurs, stimulants que la bonne nature a préparés à l'homme, non pour l'abrutir et le tuer, mais pour corroborer et fleurir sa vie. C'est quelquefois la nourriture matérielle des intelligences, quelquefois un poison qui consume lentement. *Probet seipsum homo*, que chacun s'éprouve soi-même, règle son hygiène par l'observation : si le café vous échauffe, vous bouleverse, vous donne constipation, insomnie, etc., eh bien, réduisez la dose, ou même abstenez-vous, du moins jusqu'à un temps. Je dois toutefois dire, à la vérité et à l'honneur du café, que je m'en empoisonne depuis cinquante-cinq ans au moins tous les jours. Vous connaissez ces longs empoisonnements de bon nombre d'auteurs illustres. Mais du moins veillez à la qualité, à la quantité, au moment de la journée, instruisez-vous par quelques imprudences, usez peu à peu, mais n'abusez pas.

L'homme fait, le vieillard surtout, quiconque a beaucoup de travail intellectuel, des ennuis, une âme un peu engourdie dans un corps souffreteux et d'un organisme et sang un peu lourds, pour ceux-là je demande et j'accorde beaucoup d'indulgence.

On a beau me dire que c'est mon ennemi, un péché mignon dont je devrais me corriger, je réponds qu'il faut aimer ses ennemis et vivre le plus longtemps possible en bonne intelligence avec eux.

CHAPITRE TROISIÈME.

PRÉPARATION DU CAFÉ.

Nous voici arrivés au point essentiel, la formation par torréfaction du Café, ou plutôt de la caféine. Il faut la caraméliser.

C'est une substance délicate, formée par les plus beaux rayons d'un soleil ardent, et il faut qu'un feu artificiel sagement conduit achève l'œuvre de la nature, point très-délicat aussi et ardu : *Pauci potuêre*, bien peu ont atteint ce but; on carbonise, on va trop loin.

Pour l'honneur de mon cher café, je m'élèverai de toute mon indignation contre les misérables qui, machines eux-mêmes, tournent une autre machine appelée cylindre, gardent le produit longtemps au soleil et vendent un je ne sais quoi que des rustres appellent café rôti.

1° Pour faire un bon civet de lièvre, dit la cuisinière, prenez un bon lièvre. Oui, sans nul doute. Donc aussi pour faire du bon café achetez du bon, de l'excellent café, ou Bourbon, ou Moka, ou....., non avarié, mais mûr à point, mais de bon aspect, d'une bonne odeur, bien sec, parfaitement conservé. Ne le mélangez jamais, de peur d'avoir à côté d'un grain carbonisé de mauvais goût amer un grain encore vert de goût détestable et sans vertu, et au milieu de tout cela quelques grains convenablement torréfiés, d'un parfum déjà altéré par le malencontreux voisinage de ces grains hétérogènes. Il faut une réunion homogène de grains qui se torréfient progressivement ensemble, comme pour faire de bon cidre il ne faut pas une masse de pommes d'un tiers pourries, un tiers vertes et un tiers mûres à point. De même pour le vin.

2° L'instrument de torréfaction, ou brûloir, ne sera ni une poêle sentant le vieux beurre et le suif, ni un cylindre où la vapeur d'eau cuit et gâte la caféine, ni aucun outil de ce genre. Comme le vin et le cidre ne se forment bien qu'au contact de l'air, de même votre caféine ne se formera que dans l'atmosphère, mais jamais en vase clos. Que serait-ce si la fumée vient ajouter son horrible huile empyreumatique à d'autres agents corrupteurs? Cet instrument de torréfaction ne servira jamais à d'autres usages, et j'en dis autant de tous les vases qui serviront à la préparation de votre café. Malheur à vous si vous abandonnez tous ces soins aux gens de votre cuisine. Lisez plutôt un de nos grands poëtes, Delille :

Nul n'usurpe chez moi ce soin officieux.

Le platine ou l'aluminium est très-cher, presque comme l'or, mais c'est le métal le plus convenable. Le fer, très-oxydable et communiquant son odeur, l'est beaucoup moins. Et s'il gâte encore votre café au moulin et à la cafetière ferrugineuse, vous serez privé de ce que je connais de plus suave au monde pour l'arôme et les salutaires effets de toute nature.

3° Voilà, je suppose, un café de première qualité dans un rôtissoir en plein air, sans fumée, feu clair, assez ardent. Faut-il précipiter la torréfaction? Oui; dix minutes, c'est assez. Faut-il le brûler en grande ou petite quantité? En petite. Faut-il tourner souvent, élever et renverser la masse? Oui, autrement vous aurez du charbon, du vert et du brûlé convenablement, mais altéré par mauvais voisinage, comme je vous l'ai dit. Faut-il en brûler souvent? Oui, tous les jours, autrement votre caféine passe bientôt au rance. Or, plus cette substance est volatile, fine, délicate, aromatique, plus tôt elle s'évapore ou se gâte : *Optimi pessima corruptio.* Ce qui est le meilleur se décompose d'une manière détestable. Du moins, s'il vous reste du café filtré et prêt, sucrez-le, mettez-le en vase propre pour le lendemain. A défaut de moulin convenable, écrasez-le entre deux cylindres. S'il est très-atténué et pulvérisé, le marc n'aura pas grande vertu ; si vous le concassez et l'atténuez moins, vous aurez un second café, après quelques heures, qui vaudra encore mieux que celui que nous payons quarante centimes la tasse. Mais pour le deuxième café que l'eau soit bouillante, que votre filtre soit minéral (porcelaine ou terre cuite), toujours bien nettoyé.

4° Napoléon Ier, ai-je lu, adorait le bon café. Il ne voulait pas qu'on versât l'eau bouillante sur la poudre. Je crains aussi que l'eau bouillante n'attaque, ne volatilise la caféine, si frêle, si tendre et délicate qu'on ne peut trop la ménager ni trop tôt l'absorber.

5° *Conclusion.* Donc votre préparateur et vendeur de café, si vous ne voulez ou pouvez suivre ponctuellement mes prescriptions, devra être un homme intelligent, chimiste, savant, d'un tact exquis, amateur passionné et expérimenté, vous donnant consciencieusement chaque matin du café tout fraîchement préparé, vous rendant compte ingénument de ses opérations, dirigeant les vôtres, ne prenant que quelques centimes de plus que ses concurrents, et attendant ses légitimes bénéfices d'une vente large, irréprochable, d'une grande vogue et consommation. Il aura bien deux mille francs à dépenser en aluminium et appareils; mais le public instruit, les vrais amateurs apprécieront et sauront récompenser l'honnête travail de l'homme qui préparera tant de bien-être aux consommateurs, aux poëtes des vers charmants, aux orateurs des figures gracieuses et des périodes pleines de sens et d'harmonie, aux hommes d'affaires l'esprit lucide et ferme, aux tristes la gaieté, aux artistes les plus belles inspirations, à tous le calme de l'âme, des perceptions promptes et sûres, l'éloignement de ces liqueurs spiritueuses qui abrutissent, le goût de la vie, des douces jouissances, de l'honnête et du beau. Et l'homme qu'épuise la fatigue corporelle y trouvera un tonique délicieux.

SECONDE PARTIE.

Je lis dans un très-savant et volumineux traité de médecine, sciences naturelles, etc., imprimé en 1834 :

« Cafier ou caféyer, coffea, genre de la pentandrie monogynie (5 anthères et 1 pistil) et de la famille des Rubiacées. L'espèce la plus connue et en même temps la plus utile est le Cafier de Moka (*Coffea Arabica*, Linnæus), arbre originaire de l'Arabie Heureuse et cultivé surtout au royaume d'Yémen, vers les cantons d'Aden et de Moka. Les Hollandais l'ont transporté à Batavia, d'où il a été envoyé à Amsterdam pour passer de cette ville au jardin du roi à Paris. C'est de là qu'est parti le premier de tous les pieds de cafier qui font à présent la richesse des Antilles et en particulier de la Martinique.

» Cet arbre s'élève à trente et quarante pieds, et a un tronc du diamètre de quatre ou cinq pouces. Ses graines, d'un usage si général aujourd'hui, étaient entièrement inconnues chez nous et dans presque toute l'Europe il n'y a pas plus de deux siècles; il est seulement malheureux que toutes les plantations de cafiers faites hors de l'Arabie ne nous aient encore donné que des cafés d'une qualité bien inférieure à ceux de l'Yémen; et cependant, dès l'année 1776, la seule partie française de Saint-Domingue exportait de 32 à 33 millions de milliers de café. Le fruit entier du cafier est une baie du volume d'une cerise et de couleur rouge (rubiacée). »

Et ailleurs je lis encore : Cette infusion (de café torréfié et pulvérisé) constitue une boisson agréable et tonique qu'on peut employer comme fébrifuge, et dont l'avantage est incontestable dans l'empoisonnement par l'opium, dans le typhus, dans la fièvre adynamique, etc.

Nous voilà donc édifiés maintenant par une société de savants sur les effets du bon café. Aussi le donne-t-on à nos soldats de Crimée.

Les ennemis du café portent contre lui, du moins contre son abus, bon nombre d'accusations qu'il serait long d'approuver ou de réfuter. Oui, j'accorde que l'excès du café peut donner crampes, maigreur, faiblesse momentanée des muscles avec tremblement de la main et des jambes, chaleur anormale d'estomac, insomnie, agacement des nerfs, constipation, surexcitation, puis prostration. Mais l'excellent café préparé par un savant adroit, expérimenté, ennemi de toute fraude, ne produit ces effets que très-rarement et toujours par l'excès de cette salutaire boisson, nectar des Immortels dans l'Olympe et je crois d'autres Immortels qui daignent habiter près de nous. Du reste, l'excès même en bon café ne peut entraîner la mort.

Mais qui pourrait nombrer ses avantages, et les chagrins qu'il allége, et les joies qu'il multiplie, et les innocentes voluptés dont il fleurit et parfume la vie ! Le café fut toujours le compagnon de mes peines, de mes travaux, de mes loisirs, toujours un de mes inspirateurs, un conseiller assidu dans mes nombreux enseignements oraux ou écrits. Ce petit traité même, composé à son honneur, l'est aussi sous son influence. Mais si je l'aime avec passion, si je l'honore jusqu'à m'efforcer de grossir la foule de ses amateurs, combien mon âme doit souffrir des indignes traitements infligés à cette manne angélique ! Esquissons l'histoire de ses malheurs.

Le plus beau pays du monde, l'Arabie Heureuse, l'Yémen, la Mekke, est donc son berceau. Là un ciel sans nuages, un soleil ardent, une rosée fécondante ont assemblé les éléments si volatiles et gazeux qui constituent sa substance particulière, celle de sa baie vermeille comme la cerise, de sa graine blonde argentée.

Oh ! si ce grain cueilli sur une terre torride passait immédiatement dans nos poêlons ou bons torréfacteurs, quel parfum, quelle saveur, quel bien-être! Mais non; des années peut-être rempliront cet intervalle. On le met d'abord dans des sacs de roseaux ou sacs grossiers et infects, perméables à l'humidité, son plus cruel ennemi : ces sacs, on les accumule dans des magasins au niveau de la mer, jusqu'à ce qu'on l'entasse dans un vaisseau humide, plus ou moins plein d'eau, surtout aux jours de tempête, et il nous vient lentement sur des mers chaudes et vaporeuses autour de l'Afrique, de port en port, de magasin en magasin. Enfin il arrive au Havre ou ailleurs. Ici on sépare les cafés notoirement avariés, vendus à plus bas prix, des cafés non avariés. Comme si toute la masse ne s'était pas plus ou moins humectée, échauffée, pourrie, avariée enfin!

J'appelle de tous mes vœux le jour où nos armateurs en café porteront directement dans leurs vaisseaux des barils ou autres vases inodores et imperméables, pour qu'un seul grain ne soit pas en souffrance dans le trajet. N'est-ce pas même leur intérêt? Oh! non, peut-être, il pèserait moins. Ceci me rappelle qu'un épicier hollandais me fit descendre dans son magasin, au-dessous du canal, pour y choisir une qualité de café. Là je vis gisant côte à côte le savon et le café, soumis à la même imbibition pour augmentation de poids bien entendu. En approchant de mon nez l'échantillon qu'il me donna, et sentant son odeur cadavéreuse, je le jetai, je reculai, hélas! et, sans le vouloir, je mis mon homme dans une terrible colère. Du reste, pendant deux ans que j'ai habité la Hollande, je n'ai pas souvenance d'avoir pris une tasse d'excellent café; l'humidité pénètre tout, et leur excellent thé aurait le triste sort du café si leur prédilection pour le premier n'entourait sa feuille parfumée de tous les soins de la plus tendre préservation. Je ne puis trop le répéter, honnêtes armateurs, négociants et amateurs, prenez toutes vos précautions contre l'humidité; gardez en lieu sec cette graine précieuse, bien autrement délicate que toute autre.

Ainsi, 1re *période :* — notre excellent café devrait être cueilli parfaitement mûr, bien traité là-haut, à la Mekke ou ailleurs, bien conservé par le planteur, enfermé hermétiquement jusqu'à nous, consommateurs, transbordé et apporté avec les précautions les plus délicates; non entouré d'huiles, de cuirs salés, d'une atmosphère humide et pestilentielle dans les horribles flancs d'une grosse barque qui craque et s'entr'ouvre à l'onde marine dans la tempête; non empilé dans les caves appelées magasins, mais arriver jusqu'à nous dans sa fleur et son parfum. Achetons-le d'un honnête épicier, qui l'a acheté d'un gros, lequel le tient d'un autre, etc., jusqu'à des temps meilleurs.

2° Tel épicier nous jure, de la meilleure foi du monde, que son moka est intact, vrai, sec, tel qu'au jour et au lieu de la récolte. Plusieurs d'entre eux m'ont conseillé le mélange, car c'est une réunion admirable, disent-ils, de toutes les saveurs, de tous les parfums, tant de Martinique, tant de Bourbon, tant de Moka. Ainsi feraient un marchand de parfums, un marchand de céréales, qui vous conseilleraient de mélanger toutes les céréales, tous les parfums, pour avoir un tout exquis, adorable.

Donc, cher amateur philocafe, ne suivez pas ces sinistres conseils d'une stupide ignorance. A chaque chose son temps, son mode, sa propriété. Pour faire bon vin, bon cidre, ne prenez pas *a* trop mûr, *b* mûr à point, *c* vert et acerbe, ni grain de riz, grain de froment, grain de sarrasin, grain d'avoine, pour les torréfier ensemble et simultanément, de peur que telle espèce ne soit déjà carbonisée lorsque sa voisine est à peine chaude.

Même, comme vos grains de Moka, par exemple, n'ont pas tous le même degré de maturité, les mêmes densités et volumes, le travail du vannage précéderait utilement celui de la torréfaction. L'expérience vous apprendrait comment vous devez traiter les plus légers, comment les plus lourds. Mais omettez cette minutieuse précaution, ce sera l'affaire d'une société.

3° *Torréfacteur.* — Ce sera non un cylindre et à huis clos, où la vapeur abondante de composition végétale est enfermée de manière à gâter la caféine au moment décisif, mais au contact de l'air, parce que son influence est absolument nécessaire pour transformer convenablement la caféine en huile aromatique. Dans les ménages, un poêlon ne servant qu'à cet usage, jamais lavé, jamais profané par les graisses et les omelettes, gardé religieusement par vous, ce poêlon, dans vos propres mains, pourra vous être un bon torréfacteur.

4° *Torréfaction.* — Faites un feu clair de coke et charbon, sans fumée autant que possible, vif, égal; tournez sans cesse pour que les grains qui touchent le métal ne se carbonisent pas tandis que les couches supérieures n'auraient pas même légèrement bruni. Tournez sens dessus dessous comme une omelette. A mesure que l'opération avance, tournez plus vite. Arrive le moment critique et décisif. Tous les grains à peu près ont décrépité en perdant leur eau vaporisée, ils se couvrent d'une robe jais luisante, ils exsudent leur huile fumante et aromatique, leur nuage parfume votre atmosphère; c'est le moment d'arrêter subitement votre opération en versant promptement sur une tôle ou un grand plat, non sur des tissus qui boiraient l'arôme ambiant à chaque grain perlé. Cette minute, ou plutôt cette seconde critique et décisive, il faut l'étudier de l'œil, de l'odorat, d'une longue expérience, et si vous, instruit, maître, bien doué, ne savez pas la deviner et la saisir, comment pouvez-vous gronder votre domestique, qui vous servira tantôt le *caput mortuum*, le noir charbon de votre café, tantôt une infusion sale et presque nauséabonde de grains verts que le moulin n'a pu concasser et pulvériser?

Mais mon rang, direz-vous, les convenances ne me permettent pas de descendre à la cuisine, d'agiter un poêlon, de tourner comme une omelette la masse caféique. Eh bien, si vous voulez garder le velouté incarnat de vos nobles mains, montrez du moins le secret de l'art à un domestique intelligent, et longtemps encore surveillez l'opération.

5° *Pulvérisation.* — Ayez chez vous votre moulin; autrement celui de la cuisine, qui aura moulu du poivre, etc., gâtera votre masse; et ne moulez jamais à l'avance, mais juste au moment et à la mesure de la consommation, car, mise à nu et au contact de l'air, votre huile gazeuse en partie deviendra rance, en partie s'envolera.

Vous voyez, cher philocafe, que je vous fais grâce du pilon, et je permets le vieil usage du moulin, quoique son fer se décompose assez pour porter une atteinte, mais bien légère, à notre poudre chérie et bien inoffensive, celle-là !

Peut-on cependant la conserver? Oui, mais dans l'étain et dans des enveloppes et vases inoxydables et imperméables. On peut aussi, bien mieux encore, conserver ainsi le café en grains, mais toujours un peu au détriment de la chose et du consommateur. A Bruxelles, où j'ai longtemps séjourné, tous les matins nous faisions queue chez un excellent, probe et intelligent épicier qui nous vendait du café de bonne qualité encore chaud de torréfaction et de mouture. On m'a dit qu'il a gagné cent cinquante mille francs à l'affaire, exemple qui devrait encourager les honnêtes spéculateurs dans toutes les villes, spécialement dans les grandes, où des charlatans font leur fortune en vendant sous divers noms des cafés auxquels ils savent garder grande partie de leur eau de composition en y ajoutant le poids de la mélasse, dont ils font une robe séduisante aux grains torréfiés dans l'éternel cylindre, gouffre fumeux et fermé dans lequel l'œil ne peut saisir l'instant où il faut arrêter brusquement l'opération.

Il est vrai que cet honnête épicier vendait aussi thé, liqueurs, et peut-être filtres et cafetières, ce que devrait faire aussi une société.

6° *Infusion.*— Choisissez bien et le vase d'infiltration et celui où l'on fait chauffer l'eau, et l'eau elle-même. Ici, scrupuleux discernement, excessive propreté. Prenez garde aux vases graisseux et aux maladroits de la cuisine, et à tous les intermédiaires. L'un aura lavé le filtre métallique ou céramique dans l'eau commune des assiettes, l'autre fera chauffer dans un vase quelconque au plus vite parce qu'on attend. La fumée, les exsudations graisseuses viendront empoisonner la première eau venue.

Mais vous, faites vous-même à l'esprit-de-vin l'infusion sur table. Votre filtre est-il vraiment propre, le purifiez-vous immédiatement non-seulement du marc, mais encore de l'eau? Mettez-vous la quantité de café et d'eau dans de justes proportions? Si vous chauffez trop, je crois que, quoi qu'en dise la science sur la fixité de l'huile, même à tel degré de température, vous décomposez et altérez l'essence caféique. Peut-être que le filtre non clos, mais en plein air, est préférable, parce que l'eau non surchargée de vapeurs brûlantes n'y attaque pas subitement l'huile caféique. A la fin de l'infusion, c'est différent, versez l'eau gros-bouillante pour dégager l'huile rebelle. Mais je vous ferais grâce de celle-ci, et j'aimerais mieux la fleur de la première, la seule, m'a-t-on dit, qu'aimât le grand Napoléon.

7° *Clarté.* — J'ai pris d'excellent café chez une excellente personne qui le clarifiait toujours. Avec quoi, je l'ignore. Mais il vous faudrait consulter un chimiste avant d'employer la colle de poisson ou autre substance, et peut-être qu'un peu de matière flottante, un petit dépôt au fond de nos tasses ne devrait pas nous trouver plus difficiles que les Turcs et les Arabes. On se sert de colle de poisson et gélatine.

8° *Conservation et absorption.* — Peut-on conserver le café infusé? Mais oui, toutefois avec un détriment qui croît comme les temps. Vase propre, un peu de sucre, lieu frais et obscur, parce que le calorique et la lumière décomposent rapidement, voilà les principales conditions de la conservation.

Que dirons-nous donc de ces braves cafipoles qui étalent et entassent des masses de café derrière les vitres de leur magasin, au beau soleil, sous toutes les influences humides et miasmatiques d'une capitale, et cela des mois entiers?

Garder ainsi longtemps en plein air les cafés rôtis nuit beaucoup à la santé et à la saveur. La science, en effet, nous apprend que tous les corps poreux, les noirs surtout, absorbent l'ammoniaque et les miasmes. Ainsi, le charbon frais immergé dans l'eau la plus fétide lui enlève aussitôt sa mauvaise odeur en s'en chargeant lui-même. Est-ce là ce que l'on veut faire dans les magasins où l'on garde trop longtemps les cafés brûlés? Non, assurément; et pourtant on les emploie à désinfecter.

J'espère que MM. les Épiciers, avertis par le conseil d'hygiène publique et par nous, ne tourneront leur cylindre classique que quand la dernière fournée aura été épuisée par le consommateur, et que la conservation de leur café brûlé se fera dans des bocaux. J'espère même qu'eux et tous les manipulateurs de café le garderont en grains dans des lieux bien secs, en poudre dans des vases clos et à l'ombre, et infusé à l'abri de la chaleur et de la lumière, car cette essence est prompte à s'altérer, à se décomposer.

MM. les Industriels qui suivront tous mes conseils sont sûrs d'une clientèle distinguée et nombreuse. Qu'ils veillent à la propreté des vases, et qu'ils ne fassent le café qu'au moment et dans la quantité demandée. Le consommateur émérite lira volontiers le journal quelques minutes pour avoir un café frais, exquis, et le vendeur gagnerait avec moi la moitié de son sucre. Si après mon café je me donne un petit verre d'excitant alcoolique, je ne boirai jamais certaines eaux-de-vie et liqueurs meurtrières à la longue de la plus belle santé; aux saveurs de mon café j'ajouterai, mais après l'avoir pris, celles d'une liqueur limpide, intacte, bienfaisante, et à ce prix je pardonnerai à l'industrie de mon vendeur l'épaisseur monstrueuse du petit verre plus facilement que celle de ma tasse à café si je l'épuise en deux gorgées.

Pauvre peuple, tu absorbes pourtant tout cela ! Qui s'en inquiète? Et pour avoir la sensation du café il t'en faut un poids double, triple, et la philodémie pourrait, en t'éclairant et en amenant des améliorations hygiéniques, venir en aide à ta bourse, si légère, et à ta santé, si compromise!

Mais à côté du premier poison, un café avarié, mal préparé, mal conservé, tu en achètes un second qui, dit-on, le corrige, je veux dire cette exécrable chicorée rôtie, pourrie, frelatée. Si une société vraiment philantropique travaillait noblement à te procurer un café économique, parce qu'il aurait sa force conservée, hygiénique, et pur des drogues qui roulent avec lui dans le cylindre, un café sans mélange, savoureux, limpide, parfumé, tu cesserais de t'empoisonner de cette chicorée détestable, d'une invention diabolique et moderne.

Maintenant, un bon petit conseil aux amateurs de l'excellent café. A soixante-douze ans on en peut donner sur cette matière et sur beaucoup d'autres. Portez avec vous en voyage votre propre café, sec ou liquide, en grains ou infusé; je le fais moi-même. Ainsi, quand je vais visiter la mer ou les montagnes, ou même les bois voisins de Paris, je mets deux fioles bien fermées dans les goussets de mon pantalon, l'une pleine de bon café sucré, l'autre contenant un peu d'eau-de-vie ou de rhum, ou de kirschwasser. De plus, je porte un petit pain et un cervelas. Eh bien, je puis passer tout le temps de ma promenade avec cette petite provision. Mon café, dans la place qu'il occupe, est toujours tiède, et j'étanche à peu de frais et souvent ma soif légère. J'ai même partagé avec quelques compagnons de voyage, qui louaient ma prévision et ma provision. Et c'était quelquefois sur les bords de l'Océan, dans une grotte fraîche où coulait près de nous l'onde la plus pure.

Un jour pourtant je manquai de prévoyance, pour mon malheur. «Voilà une petite bouteille de café que vous ferez chauffer au bain-marie, dis-je à la domestique, je le prendrai après mon repas. » Le repas fini, j'attendais vainement, je demandai mon café. « Ah! monsieur, j'ai reçu les morceaux de la bouteille au visage. — Vous n'aviez pas enlevé le bouchon? — Mais non, pourquoi? — Parce que la vapeur a fait éclater le vase. — Ah! voilà. » Donc une autre fois je donnai, ailleurs, mon vase débouché, on le mit au milieu d'un tourbillon de fumée qui s'y introduisit et gâta la liqueur. Je conseille de poser dans le goulot un cône de papier.

Faut-il sucrer largement comme ces amateurs stupides qui plongent quatre, cinq énormes morceaux et ajoutent eau-de-vie, rhum, etc., ou le prendre sans sucre comme les puritains? Je suis pour le moyen terme, comme en tout.

Soit dit en passant que les brûleurs d'eau-de-vie perdent par ignorance l'alcool pour obtenir à grand prix un résidu d'eau; bien leur fasse! Vous, respectez et séparez les excellentes choses que Dieu nous a données. Aux hommes sans odorat ni palais laissez la dépravation de ces mélanges. L'être aux sens émoussés et stupide combine les excitants, aime tout ce qui est vif, piquant, stimulant; et vraiment les natures lâches ou usées en ont besoin. Abandonnez-leur chocolat, thé, forts bouillons, gros rôtis, vins généreux, épices, opium, tabac, gin, arack, muscade, girofle, essences anciennes et nouvelles, élixir de longue vie, etc., etc. Vous, si vous avez de la verdeur et si vous voulez la conserver avec une belle intelligence, usez du café pour stimuler doucement les sens et les organes qui doivent servir le génie, le cœur, le sentiment, la pensée, et laissez à ces hommes charnels tous ces excitants auxquels ils demandent des sensations animales et le stimulant des plaisirs de la brute. Laissez-les passer, et ménagez-vous une longue et verte vieillesse.

Le ciel nous privera peut-être encore longtemps de cette liqueur bachique dont on a tant abusé. Je propose, moi, de la remplacer par l'innocente liqueur caféique, jusqu'à ce que l'oïdium attaque ce fruit aussi dans l'Yémen et les colonies. Il restera peut-être encore les vins de riz asiatiques, la bière, la fermentation de bouleau dans le Nord, l'arack et tous les alcools que le génie de l'homme sait extraire de tous les fruits, des tiges et même des racines. Je propose donc de faire une société de tempérance, sans vœux, sans exclusion, mais une société qui s'efforcerait de substituer dans les masses l'usage d'un bon et innocent café à celui du mauvais et des plus mauvaises encore liqueurs enivrantes qui étiolent une partie de la génération présente et n'annoncent rien de bon pour les générations futures.

Comme le Hollandais a toujours sa théière chaude et vous en sert en entrant, de même le café est le nécessaire et le familier des Turcs. On peut prendre de l'un ou de l'autre jusqu'à douze tasses par jour dans le pays et avec l'habitude. Ici prenons-en un peu le matin avec un peu de lait, ce qui veut dire avec la crème du lait parisien, puis une tasse de pur après le dîner, et ce pourrait être, par économie, l'eau bouillante passée sur le marc du matin. Mais pour qui en ferait usage par besoin intellectuel, par occasion, jusqu'à trois, quatre, cinq fois par jour, j'admettrais des circonstances atténuantes :

Hanc veniam damus petimusque vicissim.

Mais que le café, répété ainsi, soit léger et la tasse petite. Du reste, que chacun s'observe, s'éprouve soi-même. Une douce insomnie de café n'est pas toujours sans utilité pour un auteur et sans charmes pour qui jouit d'un grand bien-être en santé et fortune.

La même société de tempérance pourrait monter en grand l'opération, avoir des appareils parfaits, inoxydables, acheter en gros les cafés, servir chaque matin un café tout frais rôti en grains, en poudre, en essence, établir des dépôts de Café d'Yémen; faire et cacheter ses paquets de 50, 100, 500, 1000 grammes, et envoyer même au dehors. Si quelques capitalistes sérieux rêvaient cette entreprise de philanthropie, j'en prendrais volontiers ma part pour un moment sous ce dernier rapport, et ma longue expérience, mon aptitude spéciale à la chose, quelques connaissances en physique, chimie, histoire naturelle, physiologie et autres sciences ne seraient pas inutiles au succès.

Je crois pouvoir défier qui que ce soit de torréfier mieux que moi, peut-être même aussi bien, et si j'avais tout ce que je devrais et pourrais avoir d'instruments et d'appareils, j'éviterais enfin et à coup sûr quelques fournées trop ou pas assez rôties par des défauts et méprises qui ne sont pas irrémédiables quand on opère en grand. Plusieurs de mes amis à qui j'ai voulu montrer n'ont pas toujours réussi. Je le répète, l'opération demande des précautions minutieuses, est extrêmement complexe et délicate. Et puis tous n'ont pas cette aptitude. Donc cette œuvre demande des études, de l'expérience, des opérateurs habiles, bref, la formation d'une société pourvue d'étude et de bonne volonté; mais qu'elle ait la passion de son œuvre.

Quand ma fournée m'a réussi, si vous voyiez les grains suintants, perlés, si vous sentiez cette de Suez, dans vingt jours le moka ne fera qu'un bond jusqu'à Marseille. Mais en nous avançant vers Tombouktou, nous trouverons un sol des plus convenables.

En Crimée, les frais de distribution quotidienne à nos soldats compensent ce qu'eût dû payer de médicaments le budget militaire; mais la préparation réunit-elle toutes les conditions de choix, d'hygiène, d'économie? Je le désire et l'ignore.

J'offre à la brave armée et de tout mon cœur les avis et même la direction de mon expérience. Comment n'aimerais-je pas le soldat, moi qui l'étais à la fin de l'autre siècle, à de dures conditions aussi?

Je finis par une prière aux amis de l'humanité, et spécialement de la classe nombreuse qui n'a qu'une très-légère instruction et aime passionnément l'eau-de-vie, le wisky et les liqueurs qui la tuent. Usons du conseil, de l'exemple, de l'influence pour populariser l'usage du café. Le sexe, la naissance, le rang, la fortune n'arrêtent pas toujours la passion pour les liqueurs. Je crois avoir écrit un opuscule utile sous le rapport hygiénique, moral, religieux même. A vous, lecteurs, de donner à mon œuvre quelque succès; car écrire, conseiller, c'est tout ce qu'il m'est donné de faire.

Analyse chimique de M. Payen.

Cellulose.	33
Eau.	12
Substances grasses.	13
Glucose, acide végétal indéterminé.	15,5
Légumine, caséine.	10
Chloroginate de potasse et caféine	5
Organisme azoté	3
Caféine libre.	0,8
Huile essentielle concrète.	0,001
Essence aromatique fluide à odeur suave, soluble dans l'eau, et essence aromatique moins soluble.	1,002
Substances minérales.	6,697
	100,000

FIN.

BIBLIOTHÈQUE IMPÉRIALE

Paris. — Typographie de Henri Plon, rue Garancière, 8.

BIBLIOTHEQUE NATIONALE DE FRANCE
3 7531 03987782 5

www.ingramcontent.com/pod-product-compliance
Ingram Content Group UK Ltd.
Pitfield, Milton Keynes, MK11 3LW, UK
UKHW020219200726
13856UKWH00004B/1497